FERSENDEKUBITUS

Welche Faktoren wirken sich negativ auf die Wundheilung bei Fersendekubitus aus?

Robert Vollmann

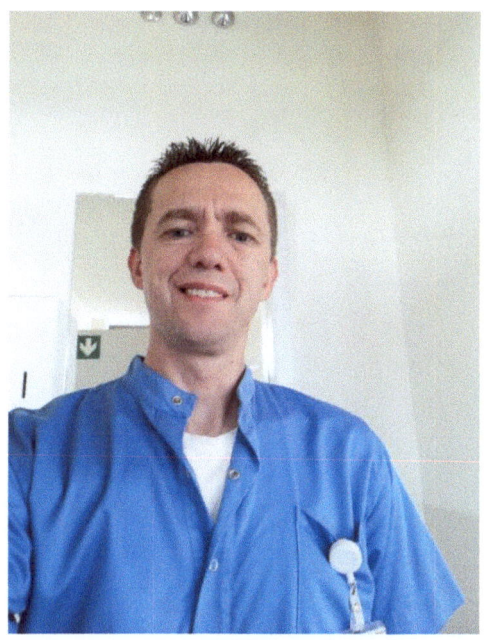

2012 - 2013 Ausbildung zum Pflegehelfer (AWZ)

2013 - 2020 Krankenhaus Kardiologie (KAV)

2020 - 2021 Ausbildung zum Pflegefachassistenten (AWZ)

2020 - Buchautor "Mein Corona Pflege(k)rampf"

2021 - laufend Ambulanter Bereich (KWP)

2021 - Buchautor "Gesundheitsförderung und Prävention von Adipositas in der Pflege"

2021 - laufend Ausbildung zum Dipl. Berufs- und Sozialpädagoge

Eva Vollmann

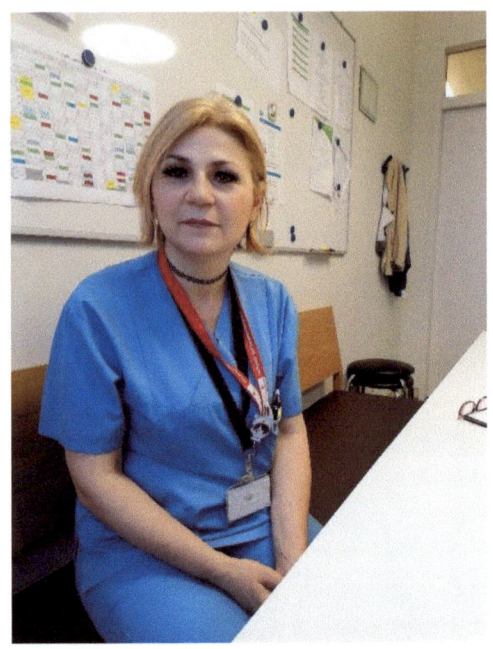

1991 - Matura / HTL

1999 - 2001 Ausbildung Altenpfleger und Pflegehelfer

2001 - 2007 Langzeitpflege (Caritas)

2005 - 2007 Ausbildung zur DGKP

2007 - laufend Krankenhaus Kardiologie (KAV)

2021 - 2021 Ausbildung zur Wundmanagerin WDM

Inhaltsverzeichnis

0. ZUSAMMENFASSUNG

Druckgeschwüre an der Ferse sind häufig und mehrere Studien haben die möglichen Gründe dafür untersucht. Ein Dekubitus und deren Vorbeugung ist ein Thema mit welchen sich die Pflege als auch die Medizin auseinandersetzt. Dekubitus sind stätig präsent und sind eine Belastung für Patienten*Innen und deren Angehörigen. Bettlägerige Patienten mit Dekubitus sterben fast doppelt so häufig wie Patienten ohne Dekubitus. Wenn Druckgeschwüre bei Früherkennung mit einem umfassenden Regime behandelt werden, können fast alle Geschwüre im Stadium IV vermieden werden. Darüber hinaus kann ein solches Regime die Komorbiditäten, Mortalitäten und Kosten von Behandlungen, die aus Geschwüren im Stadium IV resultieren, signifikant reduzieren.

Bei nicht fachgerechter Versorgung entstehen Mehrkosten im Gesundheitssystem, lange Behandlungsdauer, deutlich längere Krankenhausaufenthalte und im ungünstigsten Fall eine eventuelle Wiederaufnahme, ein hoher Verbrauch an Verbandsmaterial und vermeidbare Amputation. Ein Dekubitus zählt zu den bedeutendsten chronischen Wunden in der Krankenpflege. Mehrere Krankheiten im Alter können zu einer Bewegungseinschränkung führen, was wiederum für die Betroffenen ein erhöhtes

Dekubitusrisiko und einen Leidensdruck bedeutet. Sobald jemand wegen Krankheit oder als Folge eines Sturzes länger liegen muss, erhöht sich das Dekubitusrisiko deutlich. Druckgeschwüre können meist durch eine regelmäßige Risikoerfassung und durch prophylaktische Maßnahmen verhindert werden. Komplikationen können früh erkannt werden und die Behandlung kann individuell angepasst werden. Eine Dekubitusprophylaxe gehört zur täglichen Aufgabe im Pflegealltag. Um Immobilität zu reduzieren, und Dekubitus vorzubeugen, wurde eine systematische Literaturrecherche durchgeführt. Es wurden Daten gesammelt, welche alle die Thematik Dekubitus behandelten. Es ist wichtig, dass die

Patienten*Innen und deren Angehörige über die Immobilität und deren Folgen aufgeklärt und beraten werden. Es ist sinnvoll zuerst eine genaue Diagnostik durchzuführen. Eine frühzeitige wirksame Behandlung kann die Schwere von Komplikationen wie vermeidbare Amputationen und mögliche Sterblichkeit reduzieren und die Lebensqualität verbessern. Das Management sollte durch den Einsatz eines multidisziplinären Teams optimiert werden, da ein ganzheitlicher Ansatz für das Wundmanagement erforderlich ist.

1 EINLEITUNG

1.1 Thema

Druckgeschwüre an der Ferse sind sehr häufig und mehrere Studien haben die möglichen Gründe dafür untersucht. Ein Dekubitus ist definiert als eine lokalisierte Verletzung der Haut oder des darunter liegenden Gewebes, die häufig über knöchernen Vorsprüngen auftritt und durch Druck- und/oder Scherkräfte entsteht. Die hintere Seite der Ferse ist aufgrund ihrer dünnen Haut und der fehlenden Fett- und Muskelabdeckung besonders anfällig für Ulzerationen. In Rückenlage ruht das gesamte Gewicht der unteren Extremität auf den Fersen, wobei sich das Gewicht auf einen kleinen Bereich der Haut konzentriert, wodurch ein lokalisierter Hochdruckbereich entsteht. Dekubitus werden je nach Tiefe des Gewebeverlusts in Stadien von I bis IV eingeteilt (vgl. Bosanquet et al., 2016: 9). Das diabetische Fersenulkus stellt eine rekonstruktive Herausforderung für Kliniker und das multidisziplinäre Team dar. Es wird traditionell als ein Zustand angesehen, der aufgrund der intrinsischen anatomischen Schwachstellen der Ferse von Natur aus schwer zu behandeln ist. Darüber hinaus sind mehrere Faktoren mit schlechteren Endergebnissen verbunden. Dazu gehören periphere Gefäßerkrankungen, Infektionen/Osteomyelitis und die Größe des Geschwürs selbst.

Dekubitus können sich an jeder Stelle des Körpers entwickeln, die längerem äußeren Druck ausgesetzt ist. Die Ferse und das Kreuzbein sind die am häufigsten betroffenen Bereiche. Insgesamt machen die Dekubitus in der Ferse bis zu einem Drittel aller dokumentierten Dekubitus aus (vgl. Bosanquet et al., 2016: 10). Arao et al. stellten die Theorie auf, dass Gewebe an der hinteren Ferse aufgrund des hohen metabolischen Sauerstoffbedarfs der Epidermis und der Anordnung des Fettgewebes in einer elliptischen Form, die senkrecht zur Haut verläuft, für Ischämie anfällig sein kann. Dies kann bei übermäßiger Krafteinwirkung zu tiefen Läsionen führen. Ulzerationen können verhindert werden, indem zunächst das Dekubitusrisiko bestimmt und dann einfache Strategien angewendet werden, um den Druck auf die Fersen der Risikopatienten zu reduzieren. Die Braden-Skala bestimmt traditionell das Dekubitusrisiko, weist jedoch einige Einschränkungen auf. Untersucht werden sechs Risikofaktoren im Zusammenhang mit Dekubitus, einschließlich Immobilität, Aktivität, Reibung/Scheren, Feuchtigkeit, Ernährung und Empfindung. Die wichtigsten Risikofaktoren können Neuropathie und eingeschränkte Mobilität sein. Komorbiditäten wie die periphere arterielle Verschlusskrankheit (pAVK) und Diabetes können zusätzliche Risikofaktoren sein, die für Ulzerationen der hinteren Ferse spezifisch sind (vgl. Chen et al. 2017: 38-41; Moyse et al. 2017: 118-122).

Die Gefahr, dass sich ein Dekubitus bildet besteht dann, wenn weiches Hautgewebe, subkutanes Fettgewebe oder Gewebe der Muskulatur für einen längeren Zeitraum zwischen Sitz- oder Auflageflächen oder zwischen Knochen, Knorpeln etc. verformt oder komprimiert werden. Neben einer Wundbehandlung ist die Identifizierung äußerer Risikofaktoren wichtig. Ein Fortschreiten des Dekubitus ist durch Entlastung und Änderung der Auslagefläche vorzubeugen. Möglicherweise sind nur oberflächliche Wunden zu erkennen. Es muss jedoch immer auch berücksichtigt werden, dass subkutanes Gewebe ebenfalls geschädigt ist. Dies macht es schwieriger, das tatsächliche Ausmaß des Dekubitus zu erkennen, da es häufig auch in die Tiefe geht.

1.2 Untersuchungsfrage

Fersengeschwüre stellen einzigartige Herausforderungen in Bezug auf Anatomie, Durchblutung, Entlastung und Heilungspotenzial. Sie sind am häufigsten das Ergebnis eines anhaltenden Drucks aufgrund der Immobilität des Patienten. Während die überwiegende Mehrheit der Fersendruckgeschwüre oberflächlich sind und die oder das darunter liegende Fettgewebe betreffen, sind bei zwischen 10% und 20% tieferes Gewebe betroffen, entweder Muskeln, Sehnen oder Knochen. Ein Dekubitus der Ferse stellen eine große gesundheitliche Belastung dar und können schwierig zu behandeln sein (vgl. **Bosanquet et al., 2016: 9).**

Fersengeschwüre stellen eine schwierig zu behandelnde Gruppe von Wunden der unteren Extremität dar. Die Herausforderungen sind vielfältig und können unter anderem die zugrunde liegenden Gesundheitsprobleme des Patienten, die Umstände der Wundentwicklung, anatomische Überlegungen, die Mobilität des Patienten und das Umfeld umfassen (vgl. Bell, 2019, o.S.).

Es stellt sich folgende Frage:
Welche Faktoren wirken sich negativ auf die Wundheilung bei Fersendekubitus aus?

1.3 Literaturrecherche und Literaturanalyse der relevanten Quellen

Vom Brocke et al. (2009: 3) zufolge handelt es sich bei der Literaturrecherche um den ersten Schritt, mit dem die Auseinandersetzung mit einem Forschungsthema beginnt. Der Nutzen besteht darin, dass verschiedene Fachgebiete zusammengefasst werden können. Dies führt dazu, dass Forschungsfragen konkretisiert werden können (vgl. vom Brocke et al., 2009: 4-5).

Die Literaturrecherche wird in zwei Schritten durchgeführt: wissenschaftliche Datenbanken werden mit Stichwörtern systematisch nach entsprechender Literatur durchsucht. Im zweiten Schritt wird eine vorwärts- und rückwärts gerichtete Suche in den bereits identifizierten Quellen durchgeführt. Im Rahmen der Vorwärtssuche werden die Publikationen herausgesucht, von denen die aufgefundene Literatur zitiert wurde. Bei der Rückwärtssuche wird in dem Literaturverzeichnis der identifizierten Publikation weitere treffende Literatur gesucht (vgl. vom Brocke et al. 2009: 4; Nordhausen & Hirt, 2020: 42-43).

Eine Literaturrecherche kann als Ermittlung und Auswertung von Fachliteratur zusammengefasst werden, die in einem fünf-phasigen Prozess durchgeführt wird. Zu Beginn erfolgt in der ersten Phase eine Überprüfung. In der zweiten Phase wird das

Thema konzipiert. Die eigentliche Literatursuche erfolgt in der dritten Phase. Die in Phase 3 gefundene Literatur wird in der vierten Phase analysiert, qualitativ bewertet und erörtert. Die letzte fünfte Phase bildet die Forschungsagenda.

Vom Brocke et al. (2009: 9) schlagen vor, sich an einem Klassifikationsschema zu halten. Hierdurch ist es möglich, die Vorgehensweise zur Literatursuche und - prüfung folgerichtig einzuhalten. In Betracht kommt hier die von Cooper entwickelte Taxonomie, die sich aus sechs verschiedenen Charakteristiken Fokus, Ziele, Perspektive, Abdeckung, Organisation und Zielgruppe zusammensetzt. Unterteilt sind diese in verschiedene Kategorien. Dabei schließen sich die zwei Kategorien Perspektive und Abdeckung aus, während die weiteren vier Kategorien Fokus, Ziel, Organisation und Zielgruppe miteinander kombiniert werden können (vgl. ebd.).

„Fokus" beschreibt, welches Material von besonderem Interesse ist, wie beispielsweise die Forschungsmethode, die Forschungsergebnisse, Praktiken, Theorien und Anwendungen. Das Literatur-Review folgt übergeordneten „Zielen", wie beispielsweise dem Vergleich der existierenden Publikationen nach einem bestimmten Kriterium, der Analyse der Forschungsfragen, der Identifikation von zentralen Problemen etc. Die Literatur kann chronologisch nach historischem Verlauf, nach konzeptioneller oder methodischer Ähnlichkeit bzw. Gleichheit aufgelistet werden. Bei der letzten Eigenschaft, der Zielgruppe wird der Grad der Ausarbeitung bestimmt. Legt beispielsweise die Zielgruppe „Spezielle Forschergruppe" großen Wert auf Details, kann bei der Zielgruppe „Allgemeine Öffentlichkeit" allgemeiner vorgegangen werden, es können überflüssige Details ausgeklammert werden (vgl. Cooper, 1988: 104-125).

Suchinstrument Datenbank, Bibliothek, ... (Datum)	Sucheingabe (Suchbegriffe, Verknüpfungen, Einschränkungen, ...)	Treffer gesamt	Relevante Treffer (entsprechend den Ein- und Ausschlusskriterien)	Treffer (nach Volltextanalyse)
PubMed, Medline	Heel ulcer AND Wound healing AND wound healing disorders	70	19	5
Cochrane Library	Heel ulcer AND Wound healing AND wound healing disorders	1	1	1
JSTOR	Heel ulcer AND Wound healing AND wound healing disorders	103	5	3
Google Scholar	Fersendekubitus AND Wundheilung AND Wundheilungsstörungen	488	29	6

Tabelle 1: Suchprotokoll zum Thema Fersendekubitus

2 METHODE

2.1 Beschreibung der Datenerhebungsmethode

Um die Forschungsfrage zu beantworten wird eine Sekundäranalyse vorhandener Daten, Studien und Forschungsergebnisse durchgeführt und aus bereits bestehender Literatur ein systematisches Review mit Metaanalyse erstellt. Unter Verwendung entsprechender Software und Datenbanken wird das Material gesucht und bewertet. Eine Literaturrecherche basiert auf einer systematischen und vollständigen Suche nach allen Arten von Publikationen zum gewählten Thema, um hierdurch so viel Literatur wie möglich identifizieren zu können. Um die Forschungsfrage beantworten zu können, erfolgte eine umfassende und fokussierte Literaturrecherche. Hierfür wurden die wichtigsten elektronischen Datenbanken PubMed, Medline, Cochrane Library, JSTOR sowie GoogleScholar herangezogen. Für die Literatursuche wurden geeignete Suchbegriffe, passende Synonyme und die jeweiligen Übersetzungen in englischer Sprache verwendet. Neben den Synonymen und englischen Übersetzungen wurden die Booleschen Operatoren „AND" und „OR" verwendet sowie Trunkierungen einbezogen. Trunkierungen bedeutet die Abkürzung eines Wortstamms unter Verwendung des Symbols * (vgl. Läzer et. al, 2010: 5).

Um die Suche einzugrenzen, wurden im Vorfeld einige Filter und Einschlusskriterien festgesetzt. Begrenzungen wurden bezüglich des Zeitraums, der Veröffentlichung in Volltext und der Sprache definiert. In der Suche wurden ebenfalls nur Artikel, Bücher, Reviews und Forschungsberichte als Literatur berücksichtigt. Zusätzlich wurde eine Handsuche in den Referenzlisten der Publikationen sowie in GoogleScholar durchgeführt, um weitere Literatur zum Forschungsgegenstand identifizieren zu können.

Suchinstrument Datenbank, Bibliothek,	Sucheingabe (Suchbegriffe, Verknüpfungen, Einschränkungen)	Treffer gesamt	Relevante Treffer (entsprechend den Ein- und Ausschlusskriterien)	Treffer (nach Volltextanalyse)
PubMed, Medline	Heel ulcer AND Wound healing AND wound healing disorders	70	19	5
Cochrane Library	Heel ulcer AND Wound healing AND wound healing disorders	1	1	1
JSTOR	Heel ulcer AND Wound healing AND wound healing disorders	103	5	3
Google Scholar	Fersendekubitus AND Wundheilung AND Wundheilungsstörungen	488	29	6

Tabelle 2: Taxonomie zur Literaturuntersuchung in Anlehnung an Cooper 1988: 104-125)

Anhand der nachfolgenden Abbildung wird ersichtlich, wie die Auswahl der Literatur erfolgte:

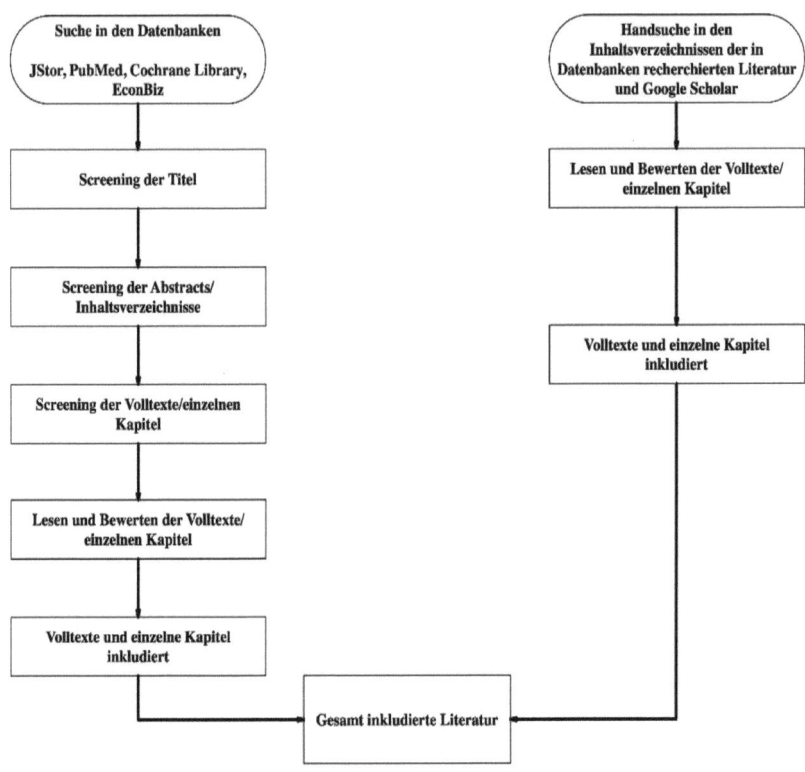

Abbildung 1: Flussdiagramm Literaturrecherche
Quelle: eigene Darstellung

2.2 Beschreibung der Datenauswertungsmethode

Als erstes muss eine Auswahl getroffen werden, was es wert ist, präsentiert zu werden. Der Hauptkern des Ergebnisteils besteht aus Text, Tabellen und Grafiken erscheinen hier wenig zielführend. In der Regel bietet Text eine Erzählung und Interpretation der präsentierten Daten. Einfache Daten mit wenigen Kategorien werden besser in Textform dargestellt. Tabellen sind nützlich, um große Datenmengen systematisch zusammenzufassen, und Grafiken sollten verwendet werden, um Beweise und Trends in den präsentierten Daten hervorzuheben. Der Inhalt der präsentierten Daten muss der

Forschungsfrage entsprechen, um den präsentierten Daten einen Sinn zu verleihen. Es wird versucht, bei der Literaturauswahl so umfassend wie möglich vorzugehen. Es soll sichergestellt werden, dass alle relevanten veröffentlichten Studien einbezogen werden. Die Schlussfolgerungen sollen auf dieser umfassenden Wissensbasis basieren. Nachdem potenzielle Studien identifiziert wurde, werden diese auf ihre Relevanz überprüft. Berücksichtigt wird dabei auch die wissenschaftliche Qualität der ausgewählten Studien.

Es erfolgt eine narrative Rezension. Das zu den Faktoren, die sich negativ auf die Wundheilung bei Fersendekubitus

Geschriebene wird dabei zusammengefasst. Es soll der aktuelle Stand dargestellt werden. Es erfolgt eine deskriptive Überprüfung, die Ergebnisse sollen den Stand der Forschung bei der Identifizierung der sich negativ auf die Wundheilung bei Fersendekubitus auswirkenden Faktoren repräsentieren.

2.3 Beschreibung der Datendarstellungsmethode

Die Ergebnisse werden in Textform in Kapitel aufgeteilt. Dabei werden die einzelnen Kapitel zur besseren Übersichtlichkeit weiter unterteilt. Bei Studien wird zunächst das Studiendesign, die Anzahl der Studienteilnehmer und die Methode aufgezeigt, um dann das Ergebnis darzustellen. Auf diese Weise ist es möglich, die Aussagekraft der Ergebnisse zu beurteilen.

3 ERGEBNISSE

3.1 Wundheilung bei Fersendekubitus

Die Ferse ist die zweithäufigste anatomische Stelle für Druckverletzungen nach dem Sakralbereich in allen betrachteten Altersgruppen. Derzeit gibt es keine standardisierten Methoden zur Früherkennung und Behandlung von Patienten mit Fersendekubitus. Es gibt eine Reihe von narrativen Reviews, die unterschiedliche und manchmal widersprüchliche Meinungen unter Experten aus verschiedenen Fachgebieten, Berufen und Ländern zeigen (vgl. Khoo & Jansen, 2018: 205-211).

Örneholm et al. (2017) untersuchten in ihrer Studie eine große Kohorte von Geschwüren an der Ferse bei Patienten mit Diabetes über einen Zeitraum von mehr als 30 Jahren. Ein Geschwür an der Ferse ist eine schwerwiegende Komplikation bei Patienten mit Diabetes. Einbezogen wurden 768 Patienten [Durchschnittsalter 73 (17-98)], die sich mit einem Fersenulkus in einer multidisziplinären Diabetes-Fußklinik vorstellten. 58 % der Patienten heilten primär; 7% geheilt nach größerem Debridement; 9% heilten nach der Amputation und 25% starben ohne Heilung. Die mediane Heilungszeit betrug 17 Wochen. Die Autoren kamen zu dem Ergebnis, dass das Ausmaß der peripheren Gefäßerkrankung, Nephropathie, Ödeme und verminderte Nierenfunktion wichtige

Faktoren sind, die das Ergebnis beeinflussen, die mit einer geringeren Wahrscheinlichkeit für eine Heilung ohne größeres Entfernen von Gewebe oder Amputation verbunden waren (vgl. Örneholm et al., 2017: 629-635). Nach Kenntnisstand von Örneholm et al. gibt es nur eine weitere Studie von Chipchase und Kollegen aus dem Jahr 2005, die über Fersengeschwüre und das Ergebnis berichtet (vgl. Örneholm et al., 2017: 629). Die meisten Studien zu Geschwüren an der Ferse bei Patienten mit Diabetes haben eine kleine Anzahl oder eine ausgewählte Kategorie von Patienten. Die Ergebnisse von Örneholm et al. widersprechen der vorherrschenden Meinung, dass die meisten Fersengeschwüre eine Amputation oberhalb des Sprunggelenks erfordern. Dabei ist allerdings zu berücksichtigen, dass sich die Patienten dieser Studie in einem frühen Stadium der Ulkusbehandlung befanden (vgl. Örneholm et al., 2017: 634). Treiman et al. (2000) zufolge stehen eine normale Nierenfunktion, ein tastbarer Fußpuls, eine funktionierende hintere Schienbeinarterie und die Anzahl funktionierender Schienbeinarterien mit einer Heilung von Fersengeschwüren in Zusammenhang (vgl. Treiman et al., 2000: **1110–1118**). Bakheit et al. fanden heraus, dass eine kurze Diabetesdauer, eine ausreichende Durchblutung und eine oberflächliche Wunde mit der Heilung assoziierte Faktoren waren (vgl. Bakheit et al., 2012: **152–155**). Chipchase et al. stellten fest, dass ein größeres Ulkus und das Vorhandensein einer peripheren arteriellen Verschlusskrankheit die Heilung negativ beeinflussen. Weitere Faktoren waren eine schwere periphere arterielle Verschlusskrankheit, Infektionen und das Ausmaß der Gewebebeteiligung Faktoren, die die Heilung beeinflussen (vgl. Chipchase et al., 2005: **1258–1262**; Prompers, 2008: **747–755**).

Patienten mit multiplen Ulzera weisen eine höhere Mortalitätsrate und eine niedrigere primäre Heilungsrate auf als Patienten mit Ulcera an der Ferse. Ein möglicher Grund dafür könnte darin liegen, dass Patienten mit multiplen Ulzera eine schwerere Erkrankung und Komorbidität aufweisen (vgl. **Gershater et al., 2009: 398–407**).

Bosanquet et al. (2016) kommen in ihrer Untersuchung zu dem Ergebnis, dass die schlechtesten Ergebnisse bei Patienten mit großen Ulzera, eingeschränkter peripherer arterieller Versorgung, Osteomyelitis und damit verbundenen Komorbiditäten beobachtet werden. Während bei der Behandlung von Dekubitus der Ferse im Stadium I-III die Entlastung und eine angemessene Wundversorgung im Vordergrund stehen, ist eine erfolgreiche Heilung bei Dekubitus im Stadium IV oft nur durch einen chirurgischen Eingriff möglich (vgl. **Bosanquet et al., 2016: 9-16**).

Die gefundenen Studien haben deutlich gemacht, wie wichtig eine regelmäßige Kontrolle der Fersen ist. Hier empfiehlt es sich, vorab eine Risikoanalyse durchzuführen, zu kontrollieren, welche Faktoren bei jedem einzelnen Patienten, bei jeder Patientin vorliegen und das Auftreten bzw. den Heilungsprozess beeinflussen können. Je mehr Risikofaktoren vorliegen, je genauer sind die Fersen zu kontrollieren. Auch bietet sich hier eine Prophylaxe an, um Fersendekubitus bereits möglichst im Vorfeld zu vermeiden.

Eine rechtzeitige Früherkennung, ausreichende medizinische und pflegerische Diagnostik und Behandlung der Ursache, der chronischen Wunden ist das um und auf.

Des Weiteren ist eine multidisziplinäre Kooperation mit anderen Berufsgruppen unumgänglich im Interesse der Patienten*Innen, um höchstmögliche Lebensqualität zu ermöglichen und die Involvierung der Betroffenen und Angehörigen in den Behandlungsprozess.

3.2 Risikofaktoren

Die Füße unterscheiden sich von anderen Körperteilen dadurch, dass sie für die Belastung im Stehen ausgelegt sind. An der Sohle befindet sich eine verdickte Dermis, welche die Ferse vor Druck schützt. Bei Patienten*Innen mit diabetischer Neuropathie ist diese Funktion beeinträchtigt und der Fuß kann gefühllos werden. Bei unsachgemäßer Behandlung kann dies das Risiko der Patienten*Innen, an der Ferse Dekubitus zu entwickeln, erheblich beeinträchtigen. Wunden können tage- oder wochenlang völlig unbemerkt bleiben. Daher ist eine regelmäßige Untersuchung des Fußes durch den Patienten*Innen, wenn möglich, oder das

Pflegepersonal unabdingbar. Die Beurteilung des Risikos, dass ein Patient ein Dekubitus entwickelt, kann komplex sein und erfordert eine umfassende, ganzheitliche Bewertung. Dies umfasst die Bewertung des anfänglichen Risikos sowie eine fortlaufende Bewertung. Zu den Risikofaktoren gehören Ernährung, Druck, Wundheilungsstörungen, Compliance, falsche Anwendung, falsche oder gar keine Positionierungen.

Moyse et al. (2017) entwickelten ein 10-Faktoren-Modell von Risikofaktoren für das Risiko einer im Krankenhaus erworbenen Druckverletzung (HAPI) bei Patienten*Innen mit Gefäßerkrankungen. Die Studie umfasst 800 Patienten*Innen, die während eines Zeitraums von 18 Monaten auf einer medizinisch-chirurgischen vaskulären Progressivstation behandelt wurden. Die Risikofaktoren waren: (1) unterer rechter Knöchel-Arm-Index, (2) niedrige Braden-Skala für das Risiko von Druckgeschwüren, (3) Betreuung auf der Intensivstation, (4) niedrige Serumhämatokritwerte, (4) erhöhte Serumhämatokritwerte (5) weibliches Geschlecht, (6) nichtweiße Person, (7) Atherosklerose, (8) Diabetes mellitus, (9) erhöhte Blutharnstoff-Stickstoffwerte und (10) hoher Body-Mass-Index (vgl. Moyse et al., 2017: 118).

Gefäßchirurgie, Nephropathie und Ödeme sind die wichtigsten Faktoren für eine schlechte Heilung, während ein Kreatininspiegel unter 91 µmol/l mit einer höheren Heilungswahrscheinlichkeit in Verbindung steht. Mohapatra et al. (2018) bezogen in ihrer retrospektiven Übersichtsarbeit 380 Patienten*Innen ein, die sich zwischen 2006 und 2013 mit ischämischen Fußwunden und infrapoplitealer arterieller Verschlusskrankheit in ihrer Einrichtung vorstellten und sich entweder einem Pedalbypass oder einer endovaskulären Tibiaarterienintervention unterzogen hatten. Dabei wurden Daten zu Patienten*Innen, Komorbiditäten, Wundmerkmalen, Verfahrensdetails und postoperativen Ergebnissen analysiert. Patienten*Innen mit

Fersenwunden hatten häufiger Diabetes mellitus und Niereninsuffizienz (vgl. Mohapatra et al., 2018: 78-85).

Bosanquet et al. zufolge trägt mazeriertes, verletztes und trockenes Gewebe zur Entwicklung von Dekubitus bei, ebenso wie systemische Mangelernährung, globale Ischämie der Gliedmaßen und physiologischer Stress (vgl. Bosanquet et al., 2016: 9). Es wird angenommen, dass Scherung und Reibung für eher oberflächliche Ulzerationen verantwortlich sind, während Druckschäden hauptsächlich für tiefere Verletzungen verantwortlich sind (vgl. Bosanquet et al., 2016: 10).

Besonders wichtig ist die primäre Prävention von Dekubitus, wobei die Einschätzung des individuellen Risikos eine Schlüsselfunktion hat. Erforderlich ist eine sorgfältige Beurteilung der Haut und eine klinische Beurteilung mit einem Bewertungstool. Zu erwähnen ist hier das Waterlow-PU-Risikobewertungstool. Untersucht werden dabei eine Reihe von Faktoren mit mehreren aufgelisteten Kategorien, um eine Gesamtbewertung für das Ulzerationsrisiko zu erhalten. Ein weiteres Bewertungssystem für die Vorhersage des Dekubitus-Risikos ist die Braden-Skala. Diese untersucht sechs Kriterien: sensorische Wahrnehmung; Feuchtigkeit; Aktivität; Mobilität; Ernährung; und Reibung und Scherung. Während die Braden-Skala hauptsächlich in Nordamerika verwendet wird, findet der

Waterlow-Score hauptsächlich in Europa Anwendung (vgl. Bosanquet et al., 2016: 11). McGinnis et al. (2014) rekrutierten 148 Patienten*Innen mit Fersendruckgeschwüren für eine prospektive Kohortenstudie in einem großen Lehrkrankenhaus im Vereinigten Königreich. Um prognostische Faktoren für die Heilung zu identifizieren, wurde die Cox-Proportional-Hazards-Modell-Regressionsanalyse verwendet. Sie kamen zu dem Ergebnis, dass eine erhöhte Ulkusschwere und das Vorliegen einer peripheren arteriellen Verschlusskrankheit die Heilungswahrscheinlichkeit signifikant senken (McGinnis et al., 2014: 267).

Die mit Fersengeschwüren verbundene vorsichtige Prognose wurde mit Patienten-, Krankheits- und Behandlungsfaktoren in Verbindung gebracht. Bei Patienten*Innen mit Diabetes und Niereninsuffizienz sowie bei Rauchern wurden schlechtere Ergebnisse berichtet. Weitere Faktoren sind größere Geschwüre bei der Vorstellung (>4 cm), das Vorhandensein einer zugrunde liegenden Osteomyelitis und eine schlechte Vaskularität. Ein PTA-Verschluss behindert die Wundheilung von Fersengeschwüren. Die Behandlung von Fersenwunden erfordert einen multimodalen Ansatz, der Revaskularisierung, Wundversorgung und antimikrobielle Therapie umfasst (vgl. Khoo & Jansen, 2018: 205- 211).

Wie bereits unter Punkt 3.1 dargestellt ist eine regelmäßige Kontrolle sehr wichtig. Dabei sind die Kontrollen umso engmaschiger durchzuführen, je mehr Risikofaktoren die Patienten*Innen aufweisen. Je früher ein Dekubitus erkannt wird, je schneller kann eine Heilung erfolgen. Wichtig ist es, alle Beteiligten, Fachkräfte, Pflegekräfte, aber auch Fußpfleger auf die Risiken hinzuweisen und aufzufordern, ein besonderes Augenmerk auf die Fersen zu legen.

Die Füße unterscheiden sich von anderen Körperteilen dadurch, dass sie für die Belastung im Stehen ausgelegt sind. An der Sohle befindet sich eine verdickte Dermis, welche die Ferse vor Druck schützt. Bei

Patienten mit diabetischer Neuropathie ist diese Funktion beeinträchtigt und der Fuß kann gefühllos werden. Bei unsachgemäßer Behandlung kann dies das Risiko der Patienten, an der Ferse Dekubitus zu entwickeln, erheblich beeinträchtigen. Wunden können tage- oder wochenlang völlig unbemerkt bleiben. Daher ist eine regelmäßige Untersuchung des Fußes durch den Patienten, wenn möglich, oder das Pflegepersonal unabdingbar. Die Beurteilung des Risikos, dass ein Patient ein Dekubitus entwickelt, kann komplex sein und erfordert eine umfassende, ganzheitliche Bewertung. Dies umfasst die Bewertung des anfänglichen Risikos sowie eine fortlaufende Bewertung.

4 DISKUSSION

4.1 Interpretationen der Ergebnisse

Fersengeschwüre sind schwer zu behandeln und die Prognose ist oft unter Vorbehalt. Fersendekubitus gilt weithin als schwer zu behandeln und ist oft mit einer schlechten Prognose verbunden, insbesondere bei Patienten*Innen mit Diabetes und peripheren Gefäßerkrankungen. Es wird typischerweise aus mehreren Gründen als problematisch angesehen. Erstens verfügt die Ferse über eine einzigartige einzelne angiosomale Blutversorgung, deren Verschluss zu einem Heilungsversagen führt. Zweitens ist die Position der Ferse so, dass jede größere Amputation der unteren Extremitäten den Patienten*Innen von der zukünftigen Gehfähigkeit ausschließen kann.

Ein Fersenulkus wird als schwerwiegende Komplikation bei Patienten*Innen mit Diabetes angesehen, und es liegen nur begrenzte Informationen über das Ergebnis vor. In der Literatur wird meist eine schlechte Prognose beschrieben. Die allgemeine Auffassung, dass „Fersengeschwüre nicht heilen", kann nicht bestätigt werden. Das Ergebnis ist im Allgemeinen günstig, selbst bei einer schweren Komorbidität und einer begrenzten Lebenserwartung. Die Ergebnisse der vorliegenden Studien können zur Erstellung von Behandlungsplänen und als Grundlage für die Beratung der Patienten*Innen verwendet werden.

Die Bedeutung der Erstbeurteilung für das Vorliegen von Risikofaktoren kann nicht stark genug betont werden. In den seltenen Fällen, in denen sich ein Dekubitus im Krankenhaus entwickelt, ist es geradezu fahrlässig, wenn keine strengen Aufnahmebeurteilungen vorgenommen und in den medizinischen Aufzeichnungen dokumentiert wurden.

Geschwüre an der Ferse haben bei Patienten*Innen mit Diabetes eine hohe Heilungswahrscheinlichkeit. Hinweise auf eine Gefäßerkrankung mit einem solchen Schweregrad, dass eine Gefäßoperation erforderlich war, Ödeme und eine verminderte Nierenfunktion waren Faktoren, die das Ergebnis negativ beeinflussten. Diabetische Patienten*Innen können mit einem multidisziplinären Ansatz behandelt werden, um Amputationen zu verhindern (vgl. Shojaiefard et al., 2013: 215). Zu den Variablen, die bei der Vorhersage der Heilung als statistisch signifikant befunden wurden, gehörten eine normale Nierenfunktion, ein tastbarer Pedalpuls und die Anzahl offener Schienbeinarterien nach Bypass zum Knöchel. Weder der ABI noch das Vorliegen einer Infektion, Diabetes oder andere kardiovaskuläre Risikofaktoren beeinflussten das Ergebnis. Patienten*Innen mit eingeschränkter Nierenfunktion haben ein erhöhtes Risiko für ein Versagen der Behandlung, aber ihre Wunden können erfolgreich heilen (vgl. Treiman et al., 2000: **1110–1118**).

Die Ungleichheit im Ergebnis in den vergangenen Jahren ist wahrscheinlich multifaktoriell zu begründen und unterstreicht die Fülle von Faktoren, die an der Wundheilung beteiligt sind. Mögliche Erklärungen für verbesserte Heilungschancen sind eine umfassendere Wundversorgung vor Ort mit einem Spektrum von Wundprodukten, eine aggressivere antimikrobielle Therapie, eine Betonung der frühen Mobilität und die Rückkehr zur Funktion unter Einbeziehung multidisziplinärer Versorgung. Neuere

Untersuchungen deuten darauf hin, dass Fersenwunden bei anhaltender Wundversorgung sowie einem engagierten multidisziplinären Team mit Wundpflegern und Podologen, eine bessere Chance haben, zu heilen.

Zu betonen ist auch die Rolle der Ernährung bei der Wundheilung und die Notwendigkeit einer multidisziplinären Versorgung der Patienten*Innen mit Ernährungsberatern und Logopäden. Als Risikopatienten*Innen gelten Menschen,

- die immobil sind
- unter peripheren Durchblutungsstörungen leiden
- nicht ausreichend essen können
- mit Nahrungsverweigerung

- bei einem schlechten Ernährungszustand

Die Ernährungsgewohnheiten sind zu beobachten. Wichtig ist eine ausreichende Zufuhr von Energie, von Protein und Wirkstoffen. Ein guter Ernährungszustand ist Voraussetzung einer optimalen Gewebsversorgung, zumal die Wunde selbst den Bedarf an Energie und heilungsspezifischen Nährstoffen wie Eiweiß, Vitamine A, C, E und der B-Gruppe, Arginin, Cystin, Methionin, PUFA sowie Zn, Se, Mn und Cu (vgl. Veitl, 2007: 43).

4.2 Empfehlungen für die Praxis

Die routinemäßige Bewertung von Risikofaktoren ist entscheidend bei der

Planung individueller Interventionen, um das Risiko von Fersendekubitus zu verringern. Im Fall von Fersenulzera sind vollständige Heilung, schwere Amputationen und Tod mögliche Ergebnisse. Patienten*Innen mit hohem Risiko für die Entwicklung von Dekubitus können aufgrund bestimmter medizinischer Zustände identifiziert werden. Dazu gehören ältere Patienten*Innen und Patienten*Innen mit Immobilität, etwa wegen Schlaganfall oder Rückenmarksverletzung. Weitere Risikofaktoren sind Nierenerkrankungen, peripherer sensorischer Verlust, Hypalbuminämie (zu niedrige Konzentration von Albumin im Blut), periphere Gefäßerkrankung (PVD), Diabetes und Neuropathie. Auch Patienten*Innen, die sich einer Operation unterziehen, haben ein erhöhtes Risiko. Je länger der Druck anhält, je größer ist das Risiko für einen Dekubitus und die Wahrscheinlichkeit, dass es sich tatsächlich um einen Dekubitus handelt. Es ist immer auch wichtig ist, einen Dekubitus genau zu diagnostizieren und mit einer Differenzialdiagnose abzusichern, da ohne entsprechende, am Krankheitsbild orientierte Präventionsmaßnahmen eine Heilung erschwert wird. Eine Wundtherapie ist daher nur erfolgversprechend, wenn gleichzeitig auch die Ursachen für einen Dekubitus abgestellt werden.

Der Dekubitus bildet sich, wenn weiches Hautgewebe, subkutanes Fettgewebe oder Gewebe der Muskulatur längere Zeit zwischen Knochen, Knorpeln etc. und Sitz- oder Auflageflächen verformt oder komprimiert werden. Hier ist es neben einer Wundbehandlung wichtig, äußere Risikofaktoren zu identifizieren und einem Fortschreiten des Dekubitus durch Entlastung und Änderung der Auslagefläche vorzubeugen. Auch wenn zunächst nur oberflächliche Wunden zu erkennen sind, muss immer auch damit gerechnet werden, dass bereits subkutanes Gewebe ebenfalls geschädigt ist. Dadurch ist das tatsächliche Ausmaß des Dekubitus auch viel größer als dies zu sehen ist, es geht zumeist in die Tiefe.

Das letztendliche Ziel ist immer der Erhalt eines funktionsfähigen Fußes, damit es dem Patienten*Innen möglich ist, auf seinem Fuß zu gehen und zu stehen. Verschiedene Studien kommen je nach den in die Studie eingeschlossenen Patienten*Innen zu unterschiedlichen Amputationsraten. Die neueren Studien lassen allerdings den Schluss zu, dass sich mit entsprechender Vorsorge, Risikobeurteilung sowie Behandlung eine Amputation verhindern lässt.

Während die meisten Dekubitus in der Ferse oberflächlich sind und konservativ behandelt werden können, handelt es sich bei einer Untergruppe um eine ausgedehntere Erkrankung, die einen chirurgischen Eingriff zur Unterstützung der Heilung erforderlich macht. Trotz der besten chirurgischen Behandlung kommt es bei einer Reihe von Patienten*Innen zu einer Amputation. Bestimmten Patienten*Innen ist am besten durch eine rechtzeitige endgültige Amputation und nicht durch langwierige Eingriffe gedient.

Für eine optimale Heilung ist eine anhaltende Aufmerksamkeit bei der Wundversorgung mit multidisziplinären Bemühungen erforderlich. Ein besseres Verständnis der Erfolgsraten der Wundheilung würde bei der Entscheidung über die Notwendigkeit und Art der

Revaskularisation helfen, die den Patienten*Innen angeboten werden sollte. Es sind folglich Faktoren zu untersuchen, die zu einer schlechteren Prognose und Wundheilung beitragen.

Mit engagierter multidisziplinärer Betreuung und Beharrlichkeit in der Wundversorgung kann die Wundheilung in diesem schwierigen Bereich des Körpers noch erreicht werden.

Besonders wichtig war hier die intensive Auseinandersetzung mit den Ursachen der Beschwerden und der Wunden. Es ist sehr deutlich hervorgehoben worden, dass eine Wundversorgung und damit eine Wundheilung erst dann möglich ist, wenn die Ursachen genau erkundet werden und

Störfaktoren wie etwa Druckstellen abgestellt werden können. Ein frühzeitiges Eingreifen und eine angemessene Behandlung sollten zu einer vollständigen Heilung von nicht-ischämischen diabetischen Fuß- und Dekubitus führen.

Alle Patienten*Innen mit eingeschränkter Mobilität haben ein Risiko für ein Fersendruckgeschwür. Wichtig ist eine tägliche Selbstuntersuchung der Fersen aller bettlägerigen Patienten*Innen und der Füße von Patienten*Innen mit Diabetes mit Risikofaktoren. Nach Erkennen erster Anzeichen wie etwa eines Hautrisses oder einer neuen Wunde ist die Einleitung eines Behandlungsprotokolls erforderlich. Jede Wunde ist mindestens wöchentlich zu messen und der Verlauf ist zu dokumentieren. Es ist ein feuchtes Wundheilungsmilieu zu schaffen und die Wunde ist zu entlasten. Das gesamte nicht lebensfähige Gewebe in der Wunde ist zu entnehmen. Hilfreich ist auch eine kontinuierliche physische und psychosoziale Unterstützung für alle Patienten*Innen, die Beseitigung von Drainage und Cellulite; biologische Therapie für Patienten*Innen, deren Wunden auf traditionellere Therapien nicht ansprechen. Die Verfügbarkeit der beschriebenen Behandlungsmodalitäten in Kombination mit Früherkennung und regelmäßiger Überwachung gewährleistet eine schnelle Heilung und minimiert Morbidität, Mortalität und Kosten. Wenn diese Punkte befolgt werden, wird erwartet, dass die meisten Fuß- und Druckgeschwüre heilen.

Ein frühzeitiges Eingreifen und eine umfassende Behandlung stellen sicher, dass diese Patienten*Innen von Schmerzen, Amputationen, Osteomyelitis und sogar dem Tod verschont bleiben. Die Morbidität, wie z. B. Amputation, Sepsis und Schmerzen sowie die damit verbundenen Kosten sinken, wenn alle älteren Patienten*Innen mit chronischen Wunden frühzeitig behandelt werden. Die sofortige Beachtung dieser Risikofaktoren kann die Amputationsrate bei diesen Patienten*Innen verringern.

Das Verständnis der Faktoren, die einen Fersendekubitus beeinflussen, kann präventive Funktionen unterstützen. Die Mehrzahl dieser Faktoren hängt mit dem Lebensstil zusammen und sind durch Selbstfürsorgefunktionen zu verhindern. Ein interdisziplinäres Team für Fersendruckgeschwüre wäre ein wirksames Instrument zur Verbesserung der Praxis. Die gemeinsame Arbeit und die gemeinsame Betreuung führen zu einem wertvollen Austausch von Ideen und Arbeitspraktiken.

LITERATURVERZEICHNIS

Bakheit, H./ Mohamed, M./ Mahadi, S./ Widatalla, A./ Shawer, M./ Khamis, A./ Ahmed, M. (2012): Diabetic heel ulcer in the Sudan: determinants and outcome. *J Foot Ankle Surg* 2012;51: 152–155.

Bell, Desmond (2019): Pertinent Principles In Healing Heel Ulcers. URL: https://www.hmpgloballearningnetwork.com/site/podiatry/pertinent-principles-healing-heel-ulcers. (06.11.2021).

Bosanquet, D. C./ Wright, A. M./ White, R. D./ Williams, I. M. (2016): A review of the surgical management of heel pressure ulcers in the 21st century. Int Wound J. 2016 Feb;13(1):9-16.

Chen HL, Cao YJ, Shen WQ, Zhu B. (2017): Construct validity of the Braden scale for pressure ulcer assessment in acute care: a structural equation modeling approach. *Ostomy Wound Manage.* 2017; 63(2):38-41.

Chipchase, A./ Treece, K./ Pound, N./ Game, F./ Jeffcoate, W. (2005): Heel ulcers don't heal in diabetes. Or do they? *Diabet Med* 2005;22: 1258–1262.

Cooper, Harris M. (1988): Organizing Knowledge Syntheses: A Taxonomy of Literature Reviews 104-125. URL: https://cmapspublic2.ihmc.us/rid=1TC56X05G-CJ5PQZ-RK/Cooper_1988_Organizing%20knowledge%20 syntheses.pdf. (06.11.2021).

Gershater, M. A./ Löndahl, M, / Nyberg, P./ Larsson, J./ Thörne, J./ Eneroth, M./Apelqvist J. (2009): Complexity of factors related to outcome of neuropathic and neuroischaemic/ ischaemic diabetic foot ulcers: a cohort study. *Diabetologia* 2009;52: 398–407.

Khoo, R./ Jansen, S. (2018): Slow to heel: a literature review on the management of diabetic calcaneal ulceration. Int Wound J. 2018; 15: 205- 211.

Läzer, K. L./ Sonntag, M./ Drazek, R./ Jaeschke, R. I./ Hogreve, C. (2010): Einführung in die systematische Literaturrecherche mit den Datenbanken „PsycINFO", „Pubmed" und „PEP – Psychoanalytic Electronic Publishing" sowie in das Literaturverwaltungsprogramm „Citavi". URL: https://kobra.uni-kassel.de/handle/123456789/2010081634029. (04.11.2021).

McGinnis, E./ Briggs, M./ Collinson, M. *et al.* (2014): Pressure ulcer related pain in community populations: a prevalence survey. *BMC Nurs* 13, 16 (2014). https://doi.org/10.1186/1472-6955-13-16.

Mohapatra, A./, Henry, J. C./ Avgerinos, E. D./ Chaer, R. A./ Leers, S. A./ Boitet, A./ Singh, M. J./ Hager, E. S. (2018): Heel Wounds Predict Mortality but Not Amputation after Infrapopliteal Revascularization. Ann Vasc Surg. 2018 Aug;51: 78-85.

Moyse T, Bates J, Karafa M. Whitman A, Albert NM. (2017): Validation of a model for predicting pressure injury risk in patients with vascular diseases. *Journal of Wound Ostomy Continence Nursing* 2017; 44(2): 118-122.

Nordhausen, Thomas/ Hirt, Julian (2020): Manual zur Literaturrecherche in Fachdatenbanken. URL: https://www.researchgate.net/publication/3443370 07_Manual_zur_Literaturrecherche_in_Fachdaten banken. (05.11.2021).

Örneholm H./ Apelqvist J./ Larsson J./ Eneroth M. (2017): Heel ulcers do heal in patients with diabetes. *International Wound Journal* 2017 Aug;14(4): 629-635.

Prompers, L./ Schaper, N./ Apelqvist, J./ Edmonds, M./ Jude, E./ Mauricio, D. et al. (2008): Prediction of outcome in individuals with diabetic foot ulcer: focus on the differences between individuals with and without peripheral arterial disease. The

EURODIALE Study. *Diabetologia* 2008; 51:747–755.

Shojaiefard, A./ Khorgami, Z./ Mohajeri-Tehrani, M. R./ Larijani, B. (2013): Large and deep diabetic heel ulcers need not lead to amputation. Foot & Ankle International 2013 Feb;34(2): 215-21.

Treiman, G./ Oderich, G./ Ashraf, A./ Schneider, P. (2000): Management of ischemic heel ulceration and gangrene: an evaluation of factors associated with successful healing. *J Vasc Surg* 2000; 31:1110–1118.

Veitl, V. (2007): Prophylaxe und Therapie der Wundheilungsstörung – Bedeutung der Ernährung. In: Wild, Thomas/ Auböck, Josef (Hrsg.): Manual der Wundheilung. Wien, Springer: 41-52.

Vom Brocke, Jan; Simons, Alexander; Niehaves, Bjoern; Reimer, Kai; Plattfaut, Ralf; Cleven, Anne (2009): Reconstructing the Giant: On the Importance of Rigour in Documenting the Literature Search Process. URL:

https://www.researchgate.net/publication/2594406 52_Reconstructing_the_Giant_On_the_Importanc e_of_Rigour_in_Documenting_the_Literature_Se arch_Process. (05.11.2021)

Buchempfehlung

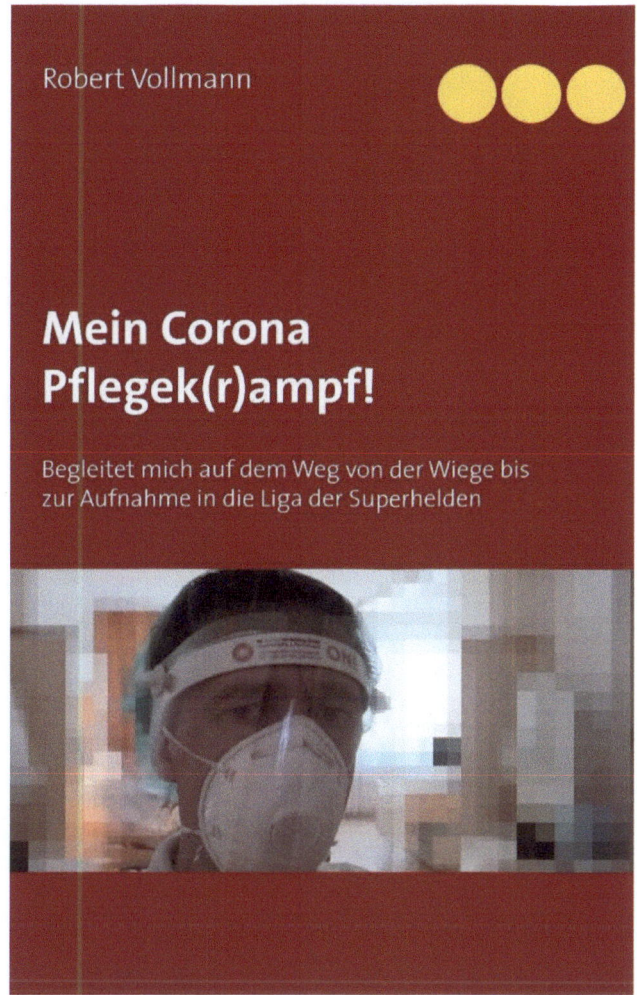

Robert Vollmann

Mein Corona Pflegek(r)ampf!

Begleitet mich auf dem Weg von der Wiege bis
zur Aufnahme in die Liga der Superhelden

MEIN CORONA PFLEGEK(R)AMPF!
Autor*innen: Vollmann, Robert

ISBN: 9783751904094

Buchempfehlung

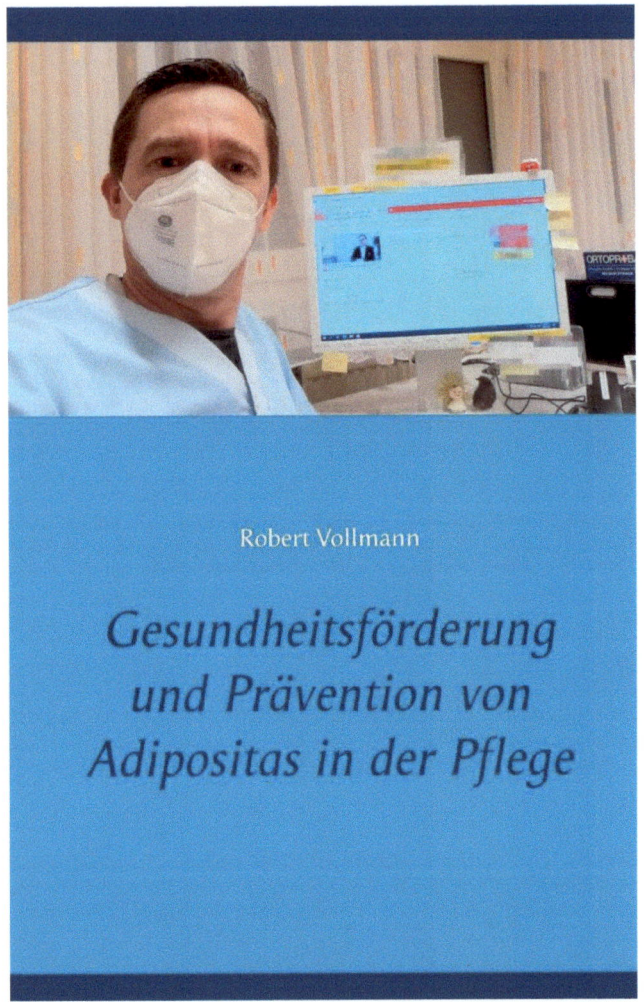

Gesundheitsförderung und Prävention von Adipositas in der Pflege

Autor*innen: Vollmann, Robert

ISBN: 9783754307458

Wenn ein Buch erscheint, so steht immer der Autor im Vordergrund. Das ist nicht besonders fair, weil es immer vieler Menschen bedarf, die eine solche Publikation überhaupt erst ermöglichen.

Zunächst richtet sich unser Dank an den Verlag. Dass überhaupt jemand bereit war, etwas zu veröffentlichen

Und selbstverständlich geht der Dank auch an unsere Liebsten zuhause unsere wunderbaren Kinder, die mir immer die Kraft und die Zeit gegeben haben.

Ohne euch hätte ich das niemals geschafft.

Vielen Dank an alle

Herstellung und Verlag: BoD – Books
on Demand, Norderstedt
ISBN: 9783755741954

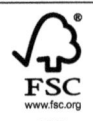